DE

LA LÉSION DES FACULTÉS

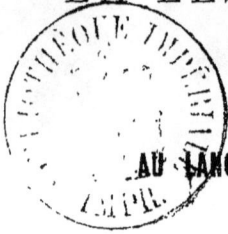

QUI PRÉSIDENT

AU LANGAGE ARTICULÉ, AU LANGAGE ÉCRIT

ET AU LANGAGE MIMIQUE

PAR

LE DOCTEUR PERROUD,

Médecin de l'Hôtel-Dieu, lauréat de la Société impériale de médecine
de Bordeaux,
Membre titulaire de la Société impériale de médecine, de la Société linéenne
et de la Société des Sciences médicales de Lyon,
Correspondant des Sociétés de médecine de Bordeaux, d'Amiens,
de Chambéry, de Saint-Etienne et de la Loire.

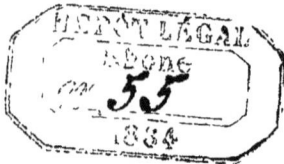

LYON

IMPRIMERIE D'AIMÉ VINGTRINIER

RUE DE LA BELLE-CORDIÈRE, 14

—

1864

DE

LA LÉSION DES FACULTÉS

QUI PRÉSIDENT AU LANGAGE ARTICULÉ,

AU LANGAGE ÉCRIT ET AU LANGAGE MIMIQUE

———

Les rapports que nous avons entre nous s'établissent au moyen de la parole, de l'écriture et des gestes. Ces trois langages supposent l'existence de plusieurs conditions physiologiques également indispensables; ainsi, pour être possibles, ils réclament:

1º Une intelligence assez développée pour que l'on puisse concevoir des idées et éprouver le désir de les exprimer;

2º L'intégrité des nerfs et des muscles chargés de présider aux mouvements nécessaires à l'émission des sons, à la formation de caractères écrits et à l'exécution des gestes;

3º Une mémoire suffisante pour retenir le mot, le signe écrit ou le geste qui doit servir à rendre telle ou telle idée;

4º L'intégrité des organes de perception. En effet, si un sourd de naissance ne parle pas, c'est que l'apprentissage de la parole lui est impossible; de même, un aveugle de naissance ne pourrait ni lire, ni écrire, s'il n'avait le toucher pour suppléer à la vue qui lui manque.

Ces quatre conditions ne suffisent pas encore pour que le langage soit possible; certains malades ont toute leur intelligence, jouissent de l'intégrité de leurs mouvements volontaires et de leurs sensations, et cependant sont incapables soit de prononcer, soit d'écrire une phrase ou même un seul mot. Ces exemples intéressants ont fait admettre ou découvrir l'existence de facultés particulières aux langages, facultés sans lesquelles la parole, l'écriture et peut-être la mimique deviennent impossibles.

L'existence de cette cinquième condition indispensable au langage et son importance sont démontrées par un nombre assez considérable de faits pour qu'elles ne soient pas contestées. Le débat porte actuellement sur un certain nombre de questions secondaires, quoique très-importantes. Ce principe ou cet agent coordinateur qui préside au langage articulé et au langage graphique doit-il être considéré comme une faculté psychique au même titre que la mémoire, l'imagination, l'attention, etc., ou bien doit-il être regardé comme une fonction appartenant à tel ou tel organe, ou à telle ou telle partie du cerveau? Est-il possible de préciser la partie de l'encéphale à laquelle cette fonction est dévolue? La faculté d'expression par la parole est-elle indépendante de la faculté d'expression par l'écriture, ou bien ces deux facultés ne sont-elles que des degrés différents d'une seule et même faculté commune au langage articulé et au langage écrit, et peut-être même au langage mimique?

Tels sont les principaux problèmes qui ont excité la sagacité des observateurs et qui ont été résolus d'une manière si différente par chacun, qu'il est bien difficile d'accepter actuellement une solution comme définitive. Pour juger les questions précédentes, nous croyons donc que de nouvelles observations sont nécessaires, et c'est dans cette conviction que nous venons apporter notre pierre à l'édifice.

Nous avons pu observer dans ces derniers temps quelques exemples d'abolition de la faculté d'expression, soit par la parole, soit par l'écriture, nous avons même pu pratiquer l'autopsie de deux des malades que nous avons étudiés. Ce sont ces faits que nous allons rapporter avec quelques commentaires, après toutefois avoir jeté un rapide coup-d'œil sur l'état actuel de la question.

I

A. *Abolition de l'agent coordinateur de la parole. — Abolition de la faculté d'expression par la parole. — Abolition de la faculté du langage articulé. — Aphémie.*

Cette curieuse affection, sur laquelle M. Bouillaud a depuis longtemps appelé l'attention, vient d'être remise à l'ordre du jour par la Société d'anthropologie.

A l'occasion d'une communication faite en 1861 par M. Gratiolet à cette Société, M. Auburtin a rappelé et soutenu les idées de son maître et soulevé une discussion de laquelle sont nées de nouvelles recherches et de nouvelles observations.

La lésion de la faculté du langage articulé est caractérisée par l'impossibilité où est le malade de parler ou de prononcer certains mots ; c'est ce caractère qui lui a valu le nom d'*aphémie* proposé par M. Broca (1) et dérivé de α privatif et φημι, je parle.

L'aphémie peut être plus ou moins complète, ce qui permet de lui reconnaître plusieurs formes ou plusieurs degrés et d'en faire différentes variétés, ainsi que l'on pourra s'en convaincre par la lecture des observations qui feront le sujet du paragraphe suivant.

Quelquefois les malades jouissent de l'intégrité presque entière de la faculté du langage articulé ; quelques mots seulement (adjectifs ou substantifs) manquent à leur vocabulaire. Le plus ordinairement, au contraire, la parole est presque complètement impossible ; un très-petit nombre de mots survit seul au naufrage ; dans ce cas, les malades emploient souvent à contre-sens et sans raison les quelques mots qui restent à leur disposition ; le plus ordinairement cependant c'est le contraire que l'on remarque. Ainsi, notre

(1) Broca. *Bulletin de la Société anatomique de Paris*, 1861, p. 330 et 398.

observation III a trait à une femme qui, ne pouvant prononcer que les mots *bonjour, monsieur ; merci, monsieur, pas bien,* ne les employait que très-judicieusement et gardait le silence, quand son vocabulaire restreint ne lui permettait pas de répondre aux questions qu'on lui faisait. Une autre malade, qui fait le sujet de l'observation nº IV, ne se servait aussi jamais à contre-sens des mots *oui, non, un peu mieux, peux pas,* les seuls qu'elle pût prononcer.

En regard de ces faits nous placerons le malade de notre observation II. Cet homme, à la suite d'une attaque d'apoplexie déjà ancienne, ne pouvait prononcer que les mots *Ah ! mon Dieu, ah ! boug...,* qu'il employait en réponse à tout ce qu'on lui demandait.

Dans une autre variété d'aphémie, les malades ne peuvent prononcer des mots, mais de simples syllabes sans aucune signification ; nous rapporterons (obs. I.) l'histoire d'un malade qui ne pouvait dire que *ti, ti, ti,* syllabe qu'il répétait ordinairement deux ou trois fois. Une femme que nous avons autopsiée (Obs. VI), ne prononçait que ces deux syllabes *ma mi* qu'elle répétait aussi plusieurs fois, soit lorsqu'elle voulait demander quelque chose, soit lorsqu'elle cherchait à répondre aux questions qu'on lui faisait.

Il est certains malades qui ont seulement à leur disposition un mot bizarre n'appartenant à aucune langue et qu'ils emploient toujours le même ; notre observation V, fournit un exemple intéressant de cette espèce d'aphémie. Il s'agit d'un jeune homme qui, à la suite d'une attaque épileptiforme, perdit à peu près complètement l'usage de la parole et ne put prononcer que le mot *iquiphophoïqui,* assemblage bizarre de syllabes qu'il répétait involontairement chaque fois qu'il essayait de parler.

Une autre sorte d'aphémie non moins intéressante que les précédentes, semble porter non pas sur la possibilité d'articuler les syllabes mais sur la faculté d'arranger ces syllabes en mots.

Dans ces cas, les malades lorsqu'ils veulent parler, placent à la suite les unes des autres une série de syllabes incohérentes et dont l'assemblage ne constitue aucun mot, aucun langage compréhensible, mais une série de consonnances sans signification aucune. Nous avons pu observer un exemple très-instructif de cette nouvelle espèce d'aphémie, nous l'avons consigné dans notre observation n° VII.

Cette esquisse symptomatologique des principales variétés d'aphémie pourrait suffire pour caractériser cette affection, d'autres éléments néanmoins peuvent servir à établir le diagnostic.

Il ne faut pas confondre l'impossibilité de parler par suite d'aphémie, avec l'impossibilité de parler qui résulte de la perte de l'intelligence, ou de la mémoire, de la perte d'une ou de plusieurs sensations, ou du défaut d'intégrité des nerfs ou des muscles phonateurs.

L'idiot qui ne parle pas parce qu'il n'a aucune idée à exprimer, ne fait pas non plus usage des autres moyens d'expression; la mimique, par exemple, est nulle ou presque nulle, son masque facial est loin d'exprimer cette envie de se faire comprendre que l'on observe sur le visage des malades affectés d'aphémie et ce désappointement, ce chagrin de voir leurs efforts rester inutiles ; cette différence est frappante. Il est du reste facile de s'assurer par d'autres moyens que l'intelligence est nulle chez l'idiot, tandis que chez les sujets affectés d'aphémie elle est intacte ou du moins dans quelques cas complexes, suffisante pour la perception des idées.

Le malade, qui est privé de la parole par suite d'une lésion dans les nerfs ou dans les muscles qui président à la phonation, laisse reconnaître facilement aux signes qui leur sont propres les diverses paralysies dont il est atteint; ce sera la déviation des traits du visage, la déviation ou le défaut de mouvement de la langue etc., symptômes trop évidents pour que nous croyons devoir nous y arrêter ; mais ce qui est surtout caractéristique c'est que lorsque le sujet atteint d'aphémie peut prononcer quelques mots, il prononce ces mots sans bégayer et sans difficulté, preuve

évidente que les organes phonateurs sont sains; dans le
cas contraire, les mots ne sont prononcés qu'avec peine,
certaines consonnes même sont impossibles à articuler,
de sorte que le malade ne parle qu'avec hésitation et
comme on dit vulgairement en *écorchant ses mots*.

Le défaut de la parole peut reconnaître pour cause
un défaut de mémoire, et l'on ne peut méconnaître l'analogie frappante que cette espèce d'aphémie présente avec
l'aphémie par défaut de la faculté du langage articulé.
Voyez cet orateur auquel la mémoire d'un mot vient à faire
défaut, s'il ne veut employer ni synonyme, ni périphrase,
il s'arrête, sa mimique faciale, ses gestes indiquent qu'il
comprend la chose qu'il veut exprimer et qu'il fait effort pour
trouver l'expression qui lui manque, il possède dans la
plus grande intégrité ses organes phonateurs et cependant
il s'arrête dans son discours, c'est dit-on, le mot qui lui
manque. Pour parler plus exactement on devrait dire que
c'est la mémoire du mot qui lui fait défaut.

Dans l'aphémie proprement dite, ce qui manque c'est la
faculté de coordonner tels ou tels mouvements des muscles
phonateurs en vue de prononcer une syllabe et la faculté
de rassembler et de coordonner telles ou telles syllabes
ensemble, en vue de former des mots ; et en effet, soufflez
à votre orateur le mot qu'il n'a pas présent à la mémoire,
immédiatement il le prononcera et continuera son discours.
Le malade affecté d'aphémie ne pourra jamais prononcer le
mot qui lui fait défaut alors même que vous le répèterez
devant lui, c'est-à-dire alors même que vous chercherez à
aider sa mémoire. A l'appui de notre assertion, nous cite-
rons l'exemple de la malade qui fait le sujet de l'observation III. Cette femme qui pouvait dire *bonjour* et prononcer la syllabe *bon* ne pouvait pas cependant dire *bonbon*; évidemment cette bizarrerie tenait à l'impossibilité
de coordonner plusieurs syllabes en un mot, bien plutôt
qu'à un défaut de mémoire, puisque dans le cas auquel nous
faisons allusion, la malade n'avait qu'à prononcer une seconde fois une syllabe qu'elle venait de prononcer avec

facilité ; ajoutons de plus que cette malade jouissait de la plénitude de la mémoire des idées, de la mémoire des sensations et même de la mémoire des mots et de leur signification, puisqu'elle comprenait parfaitement ce qu'on lui disait.

Les détails dans lesquels nous sommes entré, dans les lignes précédentes, nous semblent démontrer d'une manière certaine l'existence de la faculté du langage articulé en tant que faculté spéciale, indépendante de toutes les autres, « pouvant périr isolément, sans que celles qui l'avoisinent le plus soient altérées. » Cette faculté, comme chacun le sait, avait été localisée par M. Bouillaud dans les lobes antérieurs du cerveau.

La doctrine de l'éminent professeur trouva plus d'un incrédule, elle semblait ressusciter la doctrine de Gall en pleine décadence et cela suffisait peut-être pour entretenir l'incrédulité. On publia de plus des observations qui parurent contradictoires, si bien que la localisation que M. Bouillaud avait cherché à établir fut généralement regardée comme impossible. Tel était l'état des esprits, quand en 1861, le docteur Auburtin souleva au sein de la Société d'anthropologie la question de la localisation dans le lobe frontal de la faculté du langage articulé, et appela de nouveau sur elle l'attention du monde médical. Cette question certes était importante, elle touchait à un des plus intéressants problèmes de physiologie cérébrale, au problème des localisations des différentes facultés dans certains points du cerveau, car ainsi que le faisait remarquer M. Auburtin « la localisation d'une seule faculté suffisait pour faire admettre la vérité du principe. » On se mit donc à la recherche des faits, et quoique la question n'ait été agitée à nouveau que depuis peu de temps, on possède déjà six ou huit autopsies; et chose importante à noter, dans tous ces cas d'aphémie, on a constaté une lésion plus ou moins étendue siégeant dans un lobe antérieur du cerveau, toujours dans le lobe gauche et toujours sur la troisième circonvolution frontale; les deux autopsies que nous avons faites, et dont

nous donnons la relation plus loin, ne sont pas en contra-
diction avec ces résultats inattendus.

Si l'on en croit ces quelques faits, la faculté du langage
articulé aurait donc un siége précis dans le cerveau et ce
siége serait la *troisième circonvolution frontale du côté gauche*. Une observation publiée par le docteur Parrot, dans la
Gazette hebdomadaire (1), tendrait à confirmer ce siége
précis ; car dans ce cas où la lésion siégeait non à gauche,
mais où la troisième circonvolution frontale du côté droit
était atrophiée, la faculté d'expresion par la parole était conservée intacte.

On objectera cependant que dans bon nombre d'autopsies
pratiquées, il y a plus ou moins longtemps, on a vu des
lésions assez prononcées des lobes antérieurs sans perte de
la parole ; et que, d'un autre côté, dans certains cas d'a-
phémie, l'autopsie n'a pu démontrer aucune altération des
circonvolutions frontales.

Ces objections ne peuvent entraîner notre conviction.
D'une part, en effet, les lésions plus ou moins étendues
que l'on a rencontrées sur les lobes antérieurs sans aphémie peuvent bien avoir laissé intacte en totalité, ou en partie, la troisième circonvolution frontale gauche, et d'une
autre part, lorsque l'on voit des lésions de cette troisième
circonvolution frontale gauche passer inaperçues par des
observateurs aussi sérieux que M. Charcot et que M. Trous-
seau ; lorsque l'on pense qu'une pareille erreur a pu être
commise par ces deux savants praticiens, précisément dans
des cas qu'ils présentaient comme devant éclairer la question de localisation, c'est-à-dire alors que leur attention
devait être fortement attirée sur la détermination du siége
précis de la lésion, on ne peut se défendre d'un doute bien
légitime sur la valeur d'observations plus ou moins an-
ciennes, recueillies dans tel ou tel but, et que l'on cherche
ensuite à faire servir contre la doctrine de la localisation de
la faculté du langage articulé. Rappelons-nous, du reste,

(1) *Gazette hebdomadaire*, 1863, tome 10 n° 31, page 506.

qu'anciennement on ne recherchait que des localisations par bosse ou par compartiment, que c'est seulement depuis peu que l'on a reconnu l'importance des localisations par circonvolutions, et convenons que c'est moins aux observations recueillies antérieurement qu'à de nouveaux faits, que nous devons demander la lumière.

On voit que nous sommes porté à admettre la possibilité de localiser la faculté coordinatrice de la parole dans un point précis du cerveau : c'est que les observations recueillies dans ces derniers temps sont toutes favorables à cette doctrine ; une seule observation fournie par M. Charcot (1) ne lui paraît pas entièrement propice ; cependant, dans le cas d'aphémie auquel nous faisons allusion, le microscope démontrait, dans la troisième circonvolution frontale gauche, l'altération graisseuse de quelques capillaires et la présence de quelques corps granuleux, et l'on sait combien souvent l'intensité des troubles fonctionnels est peu en rapport avec le peu d'étendue des altérations organiques. Cependant, avant de regarder comme définitivement établie cette possibilité de localisation, attendons de nouveaux faits ; il serait dangereux d'établir sa conviction sur huit ou dix observations positives, quelque importance qu'elles puissent avoir.

La marche, la durée de l'aphémie ne présentent rien de spécial à noter ; elles dépendent entièrement de la nature et de l'étendue de la lésion, qui est la cause de la perte de la faculté coordinatrice du langage.

C'est ainsi que, lorsque l'aphémie est symptomatique d'une attaque d'apoplexie, elle débute brusquement pour s'amender peu à peu à mesure que se résorbe le caillot ou pour persister indéfiniment si l'épanchement a occasionné la destruction de la partie du cerveau qui préside à la faculté du langage articulé. Nous rapporterons plus loin des observations qui confirment ce que nous avançons actuellement.

(1) Charcot, *Gazette hebd.*, 1863, tome X, page 473.

D'autres fois, l'aphémie a un début progressif en rapport
avec la nature de la lésion cérébrale qui en est la cause.
Notre observation IV est un exemple de ce second mode
de début de l'aphémie; nous verrons aussi (obs. V), la
perte de la faculté du langage succéder à une attaque apo-
plectiforme.

Le pronostic et le traitement de l'aphémie varient suivant la nature de la lésion dont cette affection est symptomatique ; c'est ainsi que, suivant les cas, le praticien chan-
gera ses moyens, s'adressant moins au symptôme qu'à la
cause qui le produit.

B. *Abolition de l'agent coordinateur de l'écriture.* — *Abolition de la faculté d'expression par l'écriture.* — *Abolition
de la faculté du langage écrit.*

L'existence d'une faculté qui préside au dessin des lettres
et à leur assemblage en syllabes et en mots réguliers, a été
démontrée dans un excellent travail publié par M. le docteur Marcé, dans les *Mémoires de la Société de biologie* (1).
Il résulte des nombreux faits colligés dans ce travail que,
pour que le langage écrit soit possible, il faut non-seulement que l'intelligence soit suffisamment développée, non-
seulement que les muscles et les nerfs qui président aux
mouvements des doigts fonctionnent régulièremeut, non-
seulement que nous possédions la mémoire des mots écrits,
mais encore que nous ayons la faculté de t acer des lettres
et de composer des syllabes avec ces lettres et des mots réguliers avec ces syllabes.

Cette faculté coordinatrice du langage écrit a la plus
grande analogie avec la faculté du langage articulé, si bien
que l'on pourrait calquer l'histoire de celle-là sur l'histoire
de celle-ci.

En effet, de même que nous avons reconnu l'existence
de plusieurs degrés ou variétés d'aphémie, de même on peut

(1) *Mémoires de la Société de biologie*, 1856, page 93.

constater plusieurs degrés et plusieurs variétés dans l'abolition de la faculté du langage écrit. Quelques malades ne
peuvent tracer aucune lettre, d'autres peuvent, il est vrai,
écrire des lettres, mais sans pouvoir en composer spontanément des syllabes ou des mots. L'analogie paraîtra plus
frappante encore entre ces deux facultés, si l'on remarque
que souvent elles sont abolies ensemble sur le même malade. C'est ce que nous avons observé sur une de nos malades (obs. IV). Cette femme, atteinte d'aphémie, très-in-
telligente, du reste, et sachant écrire, n'a jamais pu assem-
bler diverses lettres que nous lui donnions de manière à en
faire des mots.

En présence de ces faits, on se demande naturellement si
la faculté coordinatrice de la parole est indépendante de la
faculté coordinatrice de l'écriture, ou si ces deux facultés
ne sont pas identiques, formant des degrés différents d'une
même faculté.

Tout en reconnaissant la grande analogie qui existe entre
le principe coordinateur de la parole et celui de l'écriture,
il nous semble inexact de ne voir dans ces deux agents que
des manifestations différentes d'une même faculté ; si l'on
voit souvent, en effet, des malades atteints d'aphémie être
privés en même temps de la faculté du langage écrit, on
peut voir chez d'autres sujets ces facultés périr isolément,
et l'impossibilité du langage parlé coïncider, par exemple,
avec la possibilité du langage écrit, preuve évidente que
ces deux facultés sont indépendantes l'une de l'autre.

Peut-on localiser dans une partie du cerveau l'agent coordinateur de l'écriture comme on a essayé de le faire pour
l'agent coordinateur de la parole ? Cette question nous paraît devoir être entièrement réservée actuellement, car
elle ne peut être tranchée que par des autopsies, et elles
font complètement défaut.

c. Nous avons vu que des facultés spéciales de coordina-
tion étaient nécessaires soit pour le langage parlé, soit pour
le langage écrit ; le langage mimique réclame-t-il aussi

l'existence d'une faculté analogue ? en d'autres termes,
existe-t-il une faculté spéciale en vertu de laquelle nous
adaptons tel ou tel geste comme moyen d'expression à telle
ou telle idée ?

Deux faits nous porteraient à répondre à cette question
par l'affirmative : nous voulons faire allusion à notre observation I et à la malade qui fait le sujet de notre observation VI ; cette femme, quoique jouissant d'une dose suffisante d'intelligence, employait, pour exprimer ses idées,
un geste pour l'autre ; par exemple, le geste *oui* pour dire
non, et réciproquement. Cependant nous ne voulons pas
attacher à ce fait plus d'importance qu'il mérite ; la sponta-
néïté et l'automatisme qui caractérisent certains gestes et
qui les rapprochent des mouvements reflexes, nous com-
mandent de ne pas précipiter notre jugement et d'attendre
de nouvelles observations pour admettre l'existence d'une
faculté de langage mimique. Du reste, c'est moins en étu-
diant les gestes automatiques que la mimique intelligente
et compliquée qui sert de langage aux sourds – muets , que
l'on pourra résoudre la question que nous venons de
poser.

II

OBSERVATION I. (Recueillie dans le service de M. Chappet).
— *Hémiplégie du côté droit, suite d'une attaque d'apoplexie. – Aphémie, possibilité de n'articuler qu'une seule
syllabe. — Peu de précision du langage mimique.*

Antoine Campagna, de Caglia (Piémont), entre le 16 novembre 1862 dans la salle St-Bruno, où il est couché au
n° 72.

Ce malade a 50 ans, il est d'une faible constitution et présente les attributs d'un tempérament mixte.

Il y a quinze jours, il tomba frappé d'une attaque d'apoplexie et fut transporté dans le coma à l'Hôtel-Dieu, où on

le coucha provisoirement au n° 4 de la salle St-Jean (service de M. Pomiès).

Sous l'influence de révulsifs sur les membres inférieurs et sur le tube digestif, le malade sortit de son coma, et en quelques jours l'intelligence revint, ainsi que la sensibilité et le mouvement dans le côté gauche du corps, mais le côté droit resta paralysé, et la parole demeura impossible.

Le 25 novembre, époque à laquelle nous pouvons observer le malade dans le service de M. Chappet, nous le trouvons dans l'état suivant.

La paralysie est limitée à la moitié droite du corps où elle affecte en même temps la sensibilité et la contractilité ; la face est déviée à gauche ; les mouvements des lèvres et ceux de la langue sont moins assurés que normalement.

L'intelligence est complètement revenue, le malade comprend tout ce qu'on lui dit, ainsi qu'on peut facilement s'en convaincre par l'expression de son visage ou de son regard, lorsqu'il cherche à répondre aux questions qu'on lui pose ; quand on lui demande les différents objets qui sont à sa portée, il les présente sans hésitation et sans se tromper, en se servant du bras qu'il a de libre ; mais il lui est impossible d'articuler un seul mot, il ne peut même prononcer aucune autre syllabe que la syllabe *ti* ; quelquefois cependant nous lui avons entendu dire *non*, mais il ne parvient à articuler ce mot qu'avec beaucoup de peine. Quand on lui adresse une question, le jeu de sa physionomie indique assez qu'il a compris, mais quelque effort de volonté qu'il semble faire, il ne parvient qu'à répondre son invariable syllabe *ti* qu'il répéte deux ou trois fois ; ajoutons que Campagna a conservé sa mémoire et que l'hésitation qui persiste encore dans les mouvements de ses lèvres et de sa langue expliquerait peut-être un peu de bredouillement, mais ne saurait en aucune manière rendre compte de l'impossibilité dans laquelle il se trouve d'articuler un seul mot.

Outre cette abolition de l'expression par le langage articulé, le malade a une certaine difficulté de s'exprimer par le langage mimique, difficulté qui n'est pas en rapport avec l'état satisfaisant de son intelligence ; il lui arrive souvent ainsi de faire avec la tête le geste *oui* pour le geste *non*, et réciproquement, erreur qui est manifestement non dans l'idée qu'il veut exprimer et qui est juste, mais dans l'expression même de cette idée ; de même il se sert peu ou mal de la main qu'il a de libre pour faire les gestes dont il a besoin pour rendre sa pensée. C'est surtout en comparant la mimique de notre malade avec celle d'autres sujets atteints d'apoplexie cérébrale au même degré que lui, que nous avons pu nous rendre compte de l'altération qu'elle avait éprouvée, altération qui nous a paru tellement évidente que nous avons cru devoir la consigner dans notre observation.

Vers le milieu du mois de décembre, Campagna succomba à une nouvelle attaque d'apoplexie ; l'autopsie ne put être faite.

Nous n'insisterons pas sur le diagnostic dans le cas précédent ; il nous paraît évident que le défaut de la parole est ici le résultat de la lésion de la faculté du langage articulé et que cette aphémie véritable est symptomatique d'une apoplexie cérébrale.

Quoique l'autopsie n'ait pu être faite, il est un point cependant intéressant à noter, c'est que l'hémiplégie étant à droite, la lésion cérébrale a dû siéger à gauche, c'est-à-dire précisément du côté où siégent les altérations qui tiennent l'aphémie sous leur dépendance ; il n'est pas moins important de noter que nous aurons la même remarque à faire pour les observations suivantes.

OBSERVATION II (Recueillie dans le service pendant nos fonctions de chef de clinique). — *Apoplexie cérébrale.* — *Hémiplégie du côté droit.* — *Aphémie ; possibilité de ne prononcer qu'un nombre de mots très-restreint.*

François Petrel, de Tresserve (Savoie), tisseur à Lyon,

entre le 16 janvier 1861 dans le service de la clinique médicale, salle des hommes, n° 10.

Cet homme est âgé de 42 ans, son tempérament est
mixte et sa constitution assez bonne : les renseignements
que nous pouvons recueillir sur ses antécédents sont assez
incomplets ; nous apprenons seulement qu'il y a trois jours
il fut frappé d'une attaque d'apoplexie et qu'il resta dans le
coma 8 à 10 heures environ ; au bout de ce temps, la connaissance serait revenue avec l'usage de la parole, la moitié
droite du corps restant paralysée. Deux jours après, la parole se serait perdue de nouveau, mais cette fois d'une manière progressive.

A son entrée dans le service, le malade est dans l'impossibilité de mouvoir le membre supérieur et le membre inférieur du côté droit, ce qui l'oblige à garder le lit dans le
décubitus dorsal ; la sensibilité ne paraît cependant pas complètement éteinte dans la partie paralysée. La face, légèrement congestionnée, est un peu déviée à gauche.

Légère incontinence d'urine et de matières fécales. Un
peu de céphalalgie. Pas de fièvre.

L'intelligence est conservée, le malade comprend ce
qu'on lui dit, il fait attention à ce qui se passe autour de
lui, mais il lui est impossible de dire un seul mot ; quand
on le questionne, sa figure exprime assez les efforts de volonté qu'il fait pour répondre, mais il ne peut pousser que
quelques sons inintelligibles, et cependant sa langue et ses
lèvres ont conservé leurs mouvements presque intacts, ou
tout au moins assez faciles et assez précis pour pouvoir
bégayer ou bredouiller les mots qu'il chercherait à prononcer.

Le sujet est soumis à des révulsifs sur le tube digestif et
sur les membres inférieurs ; on lui applique quelques sangsues au fondement et l'on entretient la liberté du ventre
par des purgatifs donnés de temps à autre et des laxatifs
administrés d'une manière plus continue.

Le 15 avril, le mieux est bien évident, la sensibilité est
revenue complétement dans le côté droit et le mouvement

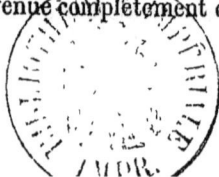

2

s'y rétablit peu à peu ; Petrel peut déjà se lever seul pour aller à la chaise qui est derrière son lit. Le membre supérieur est encore entièrement paralysé du mouvement.

La parole est revenue en partie, mais le malade n'a à sa disposition qu'un petit nombre de mots : *Ah! mon Dieu! Ah! boug....!* voilà tout ce qu'il peut dire ; il prononce ces mots très-facilement, sans mâchonnement et sans bégaîment, et les donne en réponse à tout ce qu'on lui demande, exprimant par sa figure et par ses gestes qu'il comprend la question qu'on lui fait, mais qu'il a le chagrin de ne pouvoir y répondre autrement.

Le 13 mai, le malade demande son *exeat* ; à cette époque, la mobilité est presque entièrement rétablie dans le membre inférieur droit, si bien que la marche est non-seulement possible, mais même facile. Le membre supérieur a recouvré en grande partie ses mouvements, mais la parole est toujours aussi limitée que précédemment, le malade n'a ajouté aucun mot nouveau à son vocabulaire. Il pleure facilement, mais il a conservé toute son intelligence.

Les fonctions de la vie organique s'exécutent normalement.

Le mécanisme de l'aphémie dans le cas précédent nous paraît pouvoir s'expliquer de la manière suivante : un épanchement sanguin s'est produit dans un hémisphère du cerveau ; le malade a perdu subitement la connaissance, la parole, la sensibilité et le mouvement ; puis après quelque temps de coma, l'intelligence et la parole sont revenues, une hémiplégie persistant ; c'est ce que l'on voit dans toutes les apoplexies cérébrales unilatérales qui ne tuent pas du premier coup ; puisque, chez notre malade, l'hémiplégie était *à droite*, l'épanchement sanguin a dû se faire *à gauche*, et nous savons qu'au point de vue de l'aphémie, le côté du cerveau dans lequel se fait la lésion n'est pas indifférent ; il est probable que l'épanchement n'a pas dû intéresser tout d'abord la troisième circonvolution frontale, car, au rapport des parents du malade, la parole est revenue avec l'intelligence lorsque le coma eut cessé ; preuve évidente que l'organe de la faculté du langage articulé était encore intact. Mais deux jours plus tard, il a dû se faire progressivement ou un nouvel épanchement, ou une légère augmentation de l'épanchement primitif, c'est alors seulement que la troisième circonvolution frontale gauche a dû être envahie et que l'aphémie a apparu. Si nous poursuivons encore l'analyse de notre observation, nous verrons le sang épanché se résorber en partie et les troubles fonctionnels s'amender; c'est ainsi que la paralysie droite s'améliora, et que s'améliora aussi l'aphémie qui devint moins complète.

Ainsi donc, la doctrine de la localisation de la faculté du langage articulé dans le cerveau nous permet de nous rendre compte du fait que nous venons de citer, et nous fait pronostiquer avec précision ce que l'autopsie nous aurait probablement permis de constater, et ce que, du reste, l'examen nécroscopique nous a révélé chez une femme atteinte d'aphémie, dont nous donnerons bientôt l'histoire (obs. VI), et dont l'affection présentait la plus grande analogie avec celle du malade de notre observation précédente.

OBSERVATION III (Recueillie dans le service de la clinique médicale). — *Apoplexie cérébrale.* — *Hémiplégie du côté* DROIT. — *Aphémie, possibilité de ne prononcer que quelques mots.*

Marie Choustre, de Saint-Sargues (Cantal), journalière âgée de 27 ans, d'un tempérament sanguin et d'une bonne constitution, entre le 27 août 1862 dans le service de M. le professeur Devay.

Depuis son enfance, la malade a des battements de cœur, c'est la seule maladie qu'elle dit avoir eue. Il y a dix mois, au milieu de son travail, elle eut une attaque d'apoplexie qui la laissa dans le *Coma* seulement pendant un quart d'heure; lorsqu'elle revint à elle, elle avait complètement perdu l'usage de la parole et présentait une hémiplégie du côté droit.

Les accidents persistèrent en s'amendant un peu et à
l'admission de Marie C... à l'Hôtel-Dieu, 10 mois après
l'attaque, M. le docteur Gamet alors interne du service
notait les détails suivants :

Céphalalgie habituelle parfois très-vive surtout dans la
région frontale du côté droit.

Hémiplégie droite incomplète, la malade peut marcher
en traînant la jambe, le membre supérieur a recouvré une
partie de ses mouvements, mais il est comparativement
beaucoup plus faible que le membre inférieur et un peu
contracturé. — Fourmillement, hypéresthésie, secousses
tétaniques dans tout le côté paralysé.

Intelligence intacte, — parole impossible ; la malade ne
peut articuler que quelques syllabes sans suite.

Matité précordiale exagérée, battements du cœur forts
et violents sans bruit de souffle appréciable, — pas d'hé-
moptysie ni d'hydropisie.

La malade est soumise à l'usage de la digitale et des antis-
pasmodiques.

Le 19 décembre, jour où je vis Marie Choustre, elle était
dans l'état suivant :

La douleur frontale du côté droit persiste, quoique
avec un peu moins d'intensité ; l'hémiplégie droite est très-
améliorée, la marche est plus facile, les mouvements sont
plus étendus dans le membre supérieur, mais la contracture
est à peu près la même, elle affecte les muscles du bras et
ceux de l'avant-bras, si bien que les doigts sont fortement
fléchis dans la main et l'avant-bras sur le bras ; lorsqu'on
essaie d'étendre le membre, on y parvient avec peine, et le
bras ne tarde pas à reprendre sa position anormale aussitôt
qu'on a cessé l'effort d'extension. — L'hypéresthésie du
côté droit (côté paralysé du mouvement) n'est pas encore
éteinte, elle est toutefois notablement diminuée, car il y
a trois mois on pouvait à peine toucher le bras droit
sans faire pousser des cris à la malade et sans déterminer
des secousses dans tout le côté hémiplégié, tandis que
actuellement les attouchements sont moins douloureux.

Pas de fièvre. — les battements du cœur sont moins forts et moins pénibles, — les fonctions végétatives s'exécutent normalement.

L'intelligence est très-développée, mais la parole est toujours impossible, cependant au lieu des quelques syllabes insignifiantes que la malade pouvait seules prononcer à son entrée dans le service, elle prononce quelques mots ; elle peut dire *oui, merci, monsieur; bonjour, monsieur ;* elle ne peut pas dire *non,* mais elle remplace ce monosyllabe par *pas bien.* Ces quelques mots elle les prononce très-nettement et sans bégayer ni hésiter, elle les emploie du reste très-régulièrement et jamais à contre-sens ; et quand ils ne peuvent trouver leur place dans les réponses qu'elle a à faire aux questions qu'on lui adresse, elle garde le silence, et l'expression de sa figure témoigne assez qu'elle a compris ce qu'on lui disait, mais qu'il lui est impossible de trouver un mot pour y répondre.

Il est intéressant de noter que cette femme qui dit facilement *bonjour* ne peut pas dire *bonbon,* c'est-à-dire répéter deux fois ou associer à elle-même une syllabe qu'elle peut prononcer.

Marie Choustre a conservé intacte la notion des nombres, si on lui demande depuis combien de temps elle est dans le service, elle lève quatre doigts pour dire quatre mois; si on lui demande depuis combien de temps elle est malade, elle montre avec ses doigts qu'elle l'est depuis plus d'un an : A cette question, depuis combien de temps êtes-vous mariée? Elle lève 8 doigts ; et à cette autre, combien avez-vous d'enfants? Elle lève un doigt ; toutes ces réponses sont justes et faites sans hésitation et avec facilité.

Notre malade ne sait ni lire ni écrire, ce qui nous a empêché de constater chez elle l'état de la faculté d'expression par le langage écrit.

OBSERVATION IV (Recueillie dans le service de M. Rambaud).
*Antécédents syphilitiques. — Hémiplégie droite survenue
progressivement. — Aphémie, prononciation possible d'un
nombre très-restreint de mots. — Perte de la faculté du
langage écrit.*

Marie Gueurse, de Saint-Bonnet-les-Bruyères, journalière à Tarare, âgée de 30 ans, d'un tempérament lymphatique sanguin et d'une bonne constitution, entre, le 10 mai
1862, à l'Hôtel-Dieu, salle Saint-Charles, n° 10.

Il y a 4 ans, cette femme eut des accidents syphilitiques
qui furent traités à l'hospice de l'Antiquaille. Depuis cette
époque, elle ressentit une céphalée continuelle, beaucoup
plus intense la nuit que le jour et elle éprouva de temps
à autre sous l'influence présumée des mauvais traitements
que son mari lui faisait endurer, des crises convulsives sur
lesquelles nous ne pouvons obtenir aucun renseignement
précis.

Il y a 8 mois, la céphalée était devenue beaucoup plus
vive, quand il se manifesta une certaine difficulté dans la
parole et dans la déglutition, bientôt le membre supérieur,
puis le membre inférieur du côté droit devinrent plus
faibles, et comme engourdis sans que l'intelligence se trou-
blât.

Ces accidents augmentèrent progressivement quoique
assez rapidement, si bien que deux jours après leur début,
la sensibilité et le mouvement avaient complètement disparu dans le côté droit du corps; la face était déviée à
gauche, la mastication et la déglutition étaient très-diffi-
ciles et quoique la malade gardât toute son intelligence,
elle ne pouvait prononcer un seul mot.

Au moment de l'admission de Marie Gueurse, à l'hôpital,
ces accidents se sont bien amendés, la face n'est plus déviée,
les mouvements de la langue sont faciles, la gêne de la déglutition est presque nulle, les membres paralysés peuvent

exécuter quelques petits mouvements, et la malade peut prononcer quelques mots.

L'intelligence ne présente aucun trouble, la céphalée persiste ; habituellement peu intense, elle présente des exacerbations de temps à autre.— Douleurs vagues dans le membre supérieur gauche.

On soumet la malade à l'usage de l'iodure de potassium, et l'on a recours en même temps aux révulsifs à la nuque et sur le tube digestif.

Sous l'influence de ces moyens, l'amélioration continue, et au mois d'août, époque à laquelle nous avons l'honneur de remplacer M. Rambaud dans le service, nous trouvons notre sujet dans l'état suivant :

Les mouvements sont en grande partie revenus dans le côté droit ; la malade peut marcher quoique en traînant la jambe, elle se sert un peu de son bras droit qu'elle tient habituellement fléchi ; la sensibilité a reparu dans le côté hémiplégié, la déglutition est facile, la face non déviée et la céphalée ne se montre qu'à de rares intervalles.

L'intelligence est saine, mais la malade n'a à son service qu'un petit nombre de mots, qu'elle prononce facilement et sans hésitation, ce sont les mots *non, oui, un peu mieux* et *peux pas*. Ces mots sont employés très-judicieusement, jamais à contre sens et jamais l'un pour l'autre ; lorsque le vocabulaire restreint de la malade lui empêche de répondre aux questions qu'on lui pose, elle fait attendre un moment sa réponse, comme une personne qui cherche un mot ou une phrase dont elle ne se souvient pas, et elle prononce très-correctement les mots *peux pas*, pour indiquer qu'il lui est impossible de répondre.

Marie Gueurse compte facilement avec les doigts ; elle affirme savoir écrire, il était bien intéressant de constater ce qu'était devenue chez elle la faculté du langage écrit ; nous ne pouvions faire écrire notre sujet en lui plaçant une plume entre les doigts, les mouvements de la main droite étaient encore trop incertains pour lui permettre de tracer des caractères lisibles. Cette circonstance nous a empêché de savoir si la malade pouvait former des lettres ; nous avons dû nous borner à rechercher s'il lui était possible de construire des syllabes ou des mots. Pour résoudre ce problème, nous avons donné à notre sujet un alphabet écrit et dont les lettres étaient détachées, en la priant de former des mots avec les lettres qu'elle avait à sa disposition ; or, cette expérence nous a convaincu que Marie Gueurse manquait complètement de la faculté d'arranger plusieurs lettres en syllabes et ces syllabes en mots, car elle n'a pu avec son alphabet constituer aucun mot ; lorsque par exemple on lui disait d'écrire le mot *Tarare*, en lui donnant les lettres dont ce mot se compose, elle arrangeait ces lettres d'une manière bizarre en les plaçant irrégulièrement les unes à la suite des autres.

M. Tripier alors interne de service a pu varier et multiplier ces expériences toujours avec le même résultat.

A la fin du mois de novembre 1862, la malade est à peu près dans le même état ; elle demande son *exeat*.

Les deux observations précédentes présentent certaines analogies, elles nous montrent des malades ayant à leur disposition un petit nombre de mots et pouvant employer ces mots très-judicieusement en réponse aux questions qu'on leur adresse ; elles nous montrent de plus deux cas d'aphémie coïncidant avec des lésions de l'hémisphère *gauche* du cerveau, ainsi que l'atteste l'hémiplégie à *droite*, enfin elles semblent confirmer l'opinion qui localiserait la la lésion dans la troisième circonvolution frontale de cet hémisphère gauche, car elles nous montrent l'aphémie s'amendant en même temps que diminue l'hémiplégie droite ce qui s'explique fort bien, en supposant que l'organe de la faculté du langage et que l'organe du mouvement dans une moitié du corps sont voisins l'un de l'autre comme le sont, par exemple, la troisième circonvolution frontale et l'insula de Reil ou le corps strié ; une pareille supposition permet facilement de comprendre comment une même lésion cérébrale peut produire à la fois une hémiplégie et une aphémie, et comment cette lésion en s'amendant peut amener une diminution plus ou moins parallèle de ces deux symptômes. — Les deux observations précédentes nous montrent encore que l'aphémie dépend moins de la nature de la lésion cérébrale que de son siége, Marie Choustre était évidemment atteinte d'une lésion encéphalique différente de celle que portait Marie Gueurse, et cependant l'aphémie chez ces deux malades offrait des traits de ressemblance très-prononcés, c'est que chez elles la partie affectée du cerveau était la même.

Nous croyons inutile d'insister sur la perte de la faculté du langage écrit que nous avons constatée dans l'observation IV; l'examen attentif de ce fait prouve qu'il existe une faculté qui préside à l'arrangement des lettres en syllabes et des syllabes en mots *écrits* et que cette faculté peut faire défaut.

Il sera intéressant de rapprocher cette observation de notre septième observation dans laquelle on pourra constater qu'il existe aussi une faculté de coordonner les syltabes en mots parlés, faculté qui elle aussi peut être en défaut.

OBSERVATION V (recueillie dans le service de la clinique médicale). — *Apoplexie cérébrale, consécutive à une crise épileptique. — Hémiplégie droite. — Aphémie.*

Jean Peuret, plâtrier, 19 ans, tempérament lymphatique, entre, au mois de mai 1860, dans le service de la clinique médicale.

Ce jeune homme, quoique plâtrier et obligé de manier diverses préparations plombiques, n'a éprouvé cependant jusqu'à présent aucun accident saturnin, seulement dans son enfance il eut de vives céphalalgies qui se jugeaient par des épistaxis.

Il y a 4 mois, le malade ressentit tout-à-coup une très-vive douleur de tête et presque au même instant il tomba et fut pris de phénomènes convulsifs très-violents avec

perte de connaissance. Au bout de quelque temps la connaissance revint mais il persista une hémiplégie *droite* avec
l'impossibilité d'articuler un seul mot.

A son entrée à l'Hôtel-Dieu, Jean Peuret va beaucoup
mieux ; les mouvements sont revenus en très-grande partie
dans le côté droit, ce côté est cependant toujours beaucoup plus faible que le côté gauche. La sensibilité est partout intacte ; pas de dysurie. — Les selles se font bien,
l'intelligence est développée, néanmoins la parole est
impossible, le malade ne peut prononcer que ce bizarre
assemblage de sens *ikifofoiki* qu'il répète toutes les fois
qu'il veut parler ; si on le questionne il démontre par ses
gestes qu'il a compris ce qu'on lui demande, mais sa réponse est invariablement *ikifofoiki*, qu'il prononce sans
bégayement et sans mâchonnement.

Après quelques mois de séjour à l'hospice, le malade
quitte le service sans amélioration notable dans son état.

OBSERVATION VI (recueillie dans le service de M. Rambaud). — *Attaque d'apoplexie.* — *Hémiplégie droite.* —
Aphémie, altération du langage mimique. — *Mort et autopsie ; lésion de la troisième circonvolution frontale
gauche.*

Marie Vautrel, ménagère à Lyon, née en Savoie, âgée de
61 ans, entre le 3 janvier 1862 dans la salle Saint-Charles,
n° 32.

Cette malade est apportée à l'Hôtel-Dieu dans le coma ;
la veille, elle a été frappée d'une attaque d'apoplexie ; c'est
le seul renseignement que nous pouvons obtenir.

Sous l'influence de dérivatifs sur les membres inférieurs
et sur le tube digestif, l'intelligence revient ainsi que les
mouvements et la sensibilité dans le côté gauche du corps,
mais le côté droit reste paralysé et la parole est toujours
impossible.

Cet état persiste sans grande amélioration, car au mois
de novembre, alors que nous avions l'honneur de rempla-

cer M. Rambaud dans la direction du service, nous avons
trouvé la malade dans l'état suivant :

La face est pâle et légèrement déviée à gauche ; les mouvements et la sensibilité sont actuellement encore entièrement perdus dans le côté *droit*, de sorte que Marie Vautrel
ne peut quitter le lit.

Les organes des sens sont sains, les fonctions organiques
sont paresseuses ; les urines et les fèces se perdent de
temps à autre.

L'intelligence paraît un peu diminuée, toutefois, cette
paresse intellectuelle n'est que légère, la malade comprend
ce qu'on lui dit, elle cherche à exprimer ses idées, mais les
moyens d'expression sont chez elle très-défectueux ; la parole est impossible ; notre malheureuse femme ne peut
prononcer que ces deux syllabes : *mami*, qu'elle répète deux
ou trois fois aussitôt qu'elle veut parler. Quelquefois nous
lui avons entendu dire *non*, mais elle ne prononce ce mot
qu'avec beaucoup de peine, et elle n'y parvient pas toujours.
Les mouvements des lèvres et ceux de la langue sont peut-
être moins précis que normalement, à cause de la légère
hémiplégie faciale qui persiste encore actuellement. Il est
évident, néanmoins, que ce n'est pas à ce défaut de précision des organes phonateurs que l'on doit rapporter l'aphémie de notre malade, puisqu'elle prononce très-correctement ces deux syllabes *mami*, et qu'il lui est impossible de
prononcer un autre mot même sans netteté.

Le langage mimique manque de précision ; souvent Marie
Vautrel fait un geste pour un autre, par exemple très-souvent elle fait avec la tête le geste *oui* pour le geste *non* ; de
même elle compte très-difficilement avec ses doigts : elle
lève par exemple deux doigts pour exprimer le nombre
quatre, ou cinq pour exprimer le nombre trois ; et cependant les mouvements de la main gauche (dont elle peut
seule se servir) sont faciles et précis, et il est facile de voir
au jeu de sa physionomie qu'elle a compris ce qu'on lui demandait, et que ses gestes sont en désaccord avec l'idée
qu'elle cherche à exprimer.

Le 15 décembre, Marie Vautrel succombe à une pneumonie hypostatique.

Autopsie. — Vingt-huit heures après la mort, par un temps froid, rigidité légère, pas de trace de putréfaction.

Les tissus épicrâniens, les os du crâne et les méninges ne présentent aucune altération.

Vu par sa face supérieure, l'encéphale paraît complètement sain, mais lorsqu'on le retourne recouvert des méninges pour en étudier la face inférieure, on constate, au niveau de la scissure de Sylvius *du côté gauche,* une dépression anormale présentant une fluctuation évidente, comme si en ce point une collection de liquide s'était formée au-dessous des méninges ; et, en effet, lorsqu'on enleva ces membranes, il sortit du point fluctuant un liquide gélatineux, d'un blanc jaunâtre, dont on facilita l'écoulement en soumettant la préparation à un courant d'eau très-léger, afin de ne pas entraîner les parties environnantes plus ou moins ramollies de la masse encéphalique : on mit à découvert de cette façon une cavité assez étendue, bornée en bas par la seconde circonvolution temporale, en haut par le bord supérieur de la troisième circonvolution frontale, en dedans par le corps strié très-altéré ; cette cavité était donc creusée aux dépens de certaines parties du cerveau qui avaient complètement disparu ; et ces parties détruites étaient : 1º la première circonvolution temporale ou circonvolution marginale inférieure tout entière ; 2º la moitié inférieure de la portion antérieure ou adhérente de la troisième circonvolution frontale, ainsi que la circonvolution orbitaire voisine ; 3º la portion postérieure ou libre de la moitié inférieure de cette même troisième circonvolution frontale, ainsi que les trois circonvolutions de l'insula qui lui sont voisines ; 4º l'insula de Reil, et plus profondément le corps strié dans son tiers antérieur.

Ces parois de la cavité que nous venons de décrire étaient tapissées par une très-légère membrane celluleuse, de couleur jaunâtre, formée de vaisseaux capillaires très-ténus, et dans laquelle le microscope démontrait de rares fibres de tissu conjonctif, des corps granuleux dits inflammatoires, des amas jaunâtres amorphes de matière colorante du sang et de très-nombreuses granulations moléculaires ; tout autour de cette cavité, la masse encéphalique était un peu ramollie ; cette altération était sensible surtout dans le corps strié.

L'hémisphère droit ne présentait aucune altération.

L'autopsie précédente vient confirmer les suppositions que le raisonnement nous avait conduit à faire, dans les différentes observations qui précèdent, au sujet de la localisation de la lésion cérébrale. Dans ces différents cas, le fait d'une hémiplégie droite, coïncidant parallèlement avec une aphémie, nous avait poussé à admettre comme probable une lésion placée dans l'hémisphère gauche, de manière à intéresser à la fois l'organe du langage articulé et l'organe du mouvement dans la moitié droite du corps, c'est-à-dire la troisième circonvolution frontale et le corps strié ; et voilà que l'évènement vient justifier ces prévisions ; Marie Vautrel, atteinte en même temps d'aphémie et d'hémiplégie droite, présentait, comme nous l'avons vu, une altération de la troisième circonvolution frontale et du corps strié gauche.

Signalons aussi comme très-intéressant à noter ce défaut d'expression par les gestes, qui était évident chez notre malade, et nullement en rapport avec l'état assez satisfaisant de son intelligence.

OBSERVATIONS VII (recueillie dans le service, pendant mes fonctions de chef de clinique).—*Syphilis antérieure.—Névralgies diverses.—Tremblements passagers dans le membre supérieur droit. — Accidents de paralysie de courte durée dans le côté gauche du corps, puis dans le côté droit. — Aphémie également passagère. — Troubles de l'intelligence. — Mort et autopsie.*

Céril Collard, de Sande-Saint-Croix (Marne), tisseur à

Lyon, âgé de 39 ans, d'un tempérament nervoso-sanguin et d'une constitution médiocre, entre le 2 juillet 1861 dans le service de la clinique médicale.

Cet homme n'accuse aucune maladie héréditaire chez ses parents, lui-même n'aurait jamais été malade. Il y a 7 ans, cependant, il soulevait une très-lourde pierre, lorsque cette pierre, lui échappant des mains, faillit l'écraser ; Céril fit un violent effort musculaire pour se soustraire au danger, et ne put se défendre d'une certaine émotion sous l'influence de laquelle il eut une très-abondante transpiration de toute la moitié droite du corps. Depuis cette époque, de pareilles transpirations lui surviennent de temps à autre ; ces sueurs profuses sont exactement bornées à la moitié droite de la face et du corps, et limitées d'une manière très-précise par la ligne médiane.

Il y a six mois, le malade, à la suite d'un chancre induré, eut plusieurs poussées syphilitiques à la peau, et, il y a deux mois, il lui survint à l'œil gauche une iritis qui dura un mois et s'accompagna de vives douleurs périorbitaires. L'iritis fut améliorée par un traitement spécifique (mercure et iodure de potassium), institué et suivi pendant deux mois à l'hospice de l'Antiquaille, mais les douleurs de tête persistèrent et ne purent être calmées que par des préparations opiacées.

Il y a un mois, le malade éprouva, sans cause connue, une difficulté particulière dans les mouvements des deux membres inférieurs ; il ne pouvait marcher sans regarder attentivement le bout de ses pieds ; il ne pouvait non plus mettre ses souliers sans regarder ses pieds ou sans les guider avec la main. Ces accidents, qui restèrent sans traitement, disparurent spontanément après une durée de quinze jours à trois semaines seulement.

A l'entrée de Céril dans le service (2 juillet 1861), les douleurs périorbitaires sont remplacées depuis quinze jours par de vives douleurs sur le trajet du grand nerf cervico-occipital gauche ; ces douleurs sont continues, mais présentent des exacerbations irrégulières. La mémoire est un peu affaiblie.

L'iritis gauche est entièrement guérie et n'a laissé aucune trace de son passage.

La sensibilité cutanée et la mobilité sont intactes, partout les fonctions végétatives se font bien.

On soumet le malade aux pilules de Dupuytren et à l'iodure de potassium ; on prescrit en outre des bains sulfureux à prendre un tous les deux jours.

Le 18 juillet, depuis trois jours, les douleurs ont cessé au cou, mais elles se font sentir avec une très-grande intensité dans les régions sus-orbitaires, surtout à droite ; elles s'accompagnent de quelques vertiges et de bourdonnements dans les oreilles. Depuis ces trois jours aussi, le malade éprouve de temps à autre dans le *bras droit* un tremblement involontaire et très-violent, qui est irrégulièrement intermittent.

Les pilules de Dupuytren, que l'on a été obligé de suspendre à cause d'un commencement de salivation, sont remplacées par des pilules de Meglin.

19 juillet. Le tremblement du bras droit ne s'est pas reproduit depuis hier, mais les douleurs sus-orbitaires droites persistent très-violentes. La main gauche a perdu une grande partie de sa force ; deux fois aujourd'hui le malade a laissé échapper involontairement une assiette qu'il tenait de cette main ; il a laissé tomber aussi, malgré lui, son pantalon qu'il relevait avec elle. L'intelligence est nette, la parole facile ; pas d'anesthésie cutanée. On prescrit un lavement purgatif et des bains de pieds sinapisés.

20 juillet. La main gauche a repris toute sa force, le malade se sent bien mieux et passe une excellente matinée dans une des promenades de l'hospice ; mais à une heure de l'après-midi, il se sent la tête un peu lourde et se met au lit : une demi-heure après, il avait une paralysie complète du mouvement dans toute la moitié gauche du corps, sans perte de connaissance et sans abolition de la parole ; la sensibilité n'est pas complètement abolie dans le côté hémiplégié, et l'électricité détermine encore des contractions dans les muscles paralysés ; ces contractions sont

plus énergiques dans le membre supérieur que dans le membre inférieur; la face est déviée à droite, et la salive s'écoule spontanément par la commissure gauche des lèvres abaissées et un peu entr'ouvertes.

L'intelligence est obtuse, et Céril délire parfois; il prie, par exemple, les personnes qui l'entourent, de lui rendre sa jambe qu'il croit lui manquer, et il demande que l'on sorte de son lit son membre inférieur gauche, qui, suivant lui, ne lui appartiendrait pas.

Douze sangsues derrière les apophyses mastoïdes, révulsifs sur le tube digestif et les membres inférieurs.

Le 21 juillet, les phénomènes de paralysie ont presque entièrement disparu. L'intelligence est très-nette.

Le 23 juillet, le malade demande son *exeat*; les membres gauches ont repris tous leurs mouvements et toute leur sensibilité, et la céphalalgie a entièrement disparu. La face conserve encore une très-légère distorsion, ce qui rend la prononciation quelquefois un peu embarrassée.

Le 3 août, Céril rentre dans le service avec les symptômes suivants :

La motilité est notablement diminuée dans les membres du côté gauche et dans le membre inférieur droit; pas de déviation de la face ni de la langue.

La sensibilité cutanée est intacte ; si l'on pince la peau ou si l'on tire même légèrement les poils sur le côté gauche du corps, on détermine des mouvements involontaires limités à ce côté gauche, et l'on provoque en même temps dans ce même côté une sensation particulière que le malade compare à un courant d'eau ou à une oscillation vive mais profonde.

Les aliments ont perdu toute leur saveur ; la langue sent mieux le doigt dans sa moitié droite que dans sa moitié gauche; l'ouïe est un peu dure; la vue est diminuée à gauche.

L'intelligence est très-nette, la parole est facile, toutes les fonctions de la vie végétative se font bien.

Le malade est soumis de nouveau à l'iodure de potassium

et aux préparations mercurielles ; de temps à autre on révulse sur les membres inférieurs ; on cherche de plus à ranimer la contractilité dans le côté gauche par des douches de vapeur et diverses préparations de noix vomique.

Le 15 octobre, l'état de notre sujet n'est pas amélioré ; Céril a dans la matinée une nouvelle hémiplégie complète du côté gauche, mais ces accidents durent seulement quelques heures, le soir les mouvements sont revenus, les doigts restent seulement un peu engourdis.

Le 10 novembre. Depuis plusieurs jours, le malade accuse un léger gonflement sans rougeur de la partie supérieure de la face ; il ne peut se toucher, même légèrement, les sourcils, les pommettes et le tragus sans éprouver de vives douleurs.

Le 15 novembre. Le matin, Céril se lève comme d'habitude pour prendre le bain au sublimé qui lui est prescrit tous les deux jours depuis une semaine ; il n'éprouve aucun malaise dans ce bain, mais au retour, en se déshabillant pour se mettre au lit, il éprouve une peine inaccoutumée à sortir ses bas, comme si ses jambes étaient un peu paralysées ; il essaie alors de parler, et il ne peut articuler rien d'intelligible ; il émet seulement une série de syllabes qu'il ajuste d'une manière bizarre les unes à la suite des autres, ce qui produit un assemblage de sons comparable à celui que l'on perçoit quand on entend parler quelqu'un dont on ne comprend pas la langue. L'intelligence est conservée tout entière ; Céril démontre par ses gestes et par sa physionomie la plus profonde tristesse de ne pouvoir se faire comprendre ; il pleure et il paraît désespéré de ce qui lui arrive ; les mouvements de la langue et des lèvres sont précis, car les syllabes que le malade prononce ne sont ni bégayées, ni mâchonnées, et il lui arrive quelquefois de dire avec désespoir *mon Dieu ! mon Dieu !* et ces mots sont très-nettement articulés.

Pâleur de la face et des muqueuses, la sensibilité est partout conservée ; la sub-paralysie du côté gauche n'est pas plus prononcée.

Le soir, l'aphémie est la même ; mais la motilité est considérablement diminuée dans le membre supérieur gauche ; le malade est presque entièrement sourd.

Le 16 novembre. Le soir, les accidents se sont bien amendés, la parole est revenue. Le malade accuse une cuisson sur les bords de la langue, comme s'il se l'était mordue.

Le 18. La nuit dernière, le malade a eu des hallucinations, de l'agitation et du délire sans fièvre. La parole est facile.

Le 22, la pâleur des téguments persiste encore. Hier Céril a eu une lypothymie ; souvent la main gauche laisse tomber ce qu'elle tient ; cet accident arrive surtout quand le malade ne met pas une certaine attention à tenir l'objet qu'il a entre les doigts.

Le 23. Cette nuit, nombreuses hallucinations ; Céril croit voir au-dessus de sa tête la mort sous la forme d'une femme, il se lève et va embrasser son voisin de lit en signe d'adieu.

Ce matin le regard est un peu égaré, et il a encore un peu de délire.

Le pouls est petit, la face est pâle et le premier bruit du cœur s'accompagne d'un souffle qui se propage dans les carotides.

Le 24. La perte de la parole a reparu ; mais le malade ne témoigne plus cette inquiétude des premiers jours, son faciès exprime l'hébétude et l'indifférence. — Surdité complète ; hoquet le soir.

Le 25 novembre, Céril ne prononce plus une seule syllabe ; il est dans un état semi-comateux et ne cherche nullement à répondre quand on le questionne.

Intelligence presque entièrement abolie ; le regard est indécis et ne peut être fixé.

Hémiplégie presque complète du côté *droit* ; chute de la paupière supérieure du même côté ; distorsion de la face à gauche. Déglutition impossible. — Perte des urines et des fèces.

Les mouvements et la sensibilité persistent en partie dans le côté gauche du corps.

Respiration rare, profonde et régulière. — Pouls rare et régulier.

Le 26, l'hémiplégie droite est complète, le malade fume la pipe, et le coma persiste. — La mort survient le 27 novembre 1862.

Autopsie. — 36 heures après la mort ; temps froid et humide. Pas de putréfaction. Les tissus épicrâniens et les os du crâne sont sains.

La dure-mère présente au niveau de la suture bipariétale deux petits épaississements fibreux en forme de petites tumeurs, de la grosseur d'une amande. Elle adhère en ces points très-fortement aux membranes sous-jacentes. Les sinus ne présentent aucune altération.

L'arachnoïde est opaque dans presque toute son étendue, elle est épaissie et d'un blanc laiteux en différents points.

La pie-mère est saine, ainsi que les vaisseaux.

La masse encéphalique est ramollie à sa superficie, si bien que lorsque on cherche à la débarrasser avec précaution de la pie-mère qui l'enveloppe, on détermine de petites pertes de substance superficielles et à bords taillés à pic comme par un emporte-pièce ; le ramollissement semble être plus prononcé à gauche, et surtout sur le lobe antérieur, qu'à droite.

Lorsqu'on étale la face inférieure du cerveau, on constate que toutes les parties qui limitent et qui forment comme les parois de la scissure de sylvius du côté droit, sont tapissées de produits néo-membraneux jaunâtres, traces évidentes d'une inflammation antérieure ; cette couche de nouvelle formation adhère intimement à la substance cérébrale ; elle est composée d'un lacis lâche de tissu conjonctif et de vaisseaux de nouvelle formation, dans les mailles duquel on constate de nombreux corps arrondis, granuleux, dits corpuscules inflammatoires, des gouttelettes graisseuses libres ou renfermées dans quelques-uns des corpuscules précédents, des grains d'hématosine et de nombreuses granulations moléculaires.

Ces produits tapissent l'insula de Reil et ses trois circonvolutions, le bord antérieur de la première circonvolution temporale ou marginale inférieure et la portion libre du bord inférieur de la troisième circonvolution frontale ou marginale supérieure ; la substance cérébrale au-dessous de ce néoplasme ne paraît pas ramollie ou ne l'est que très-peu.

Le pédoncule cérébral du côté gauche présente dans son intérieur, immédiatement en avant du pont de varole, un foyer de la grosseur d'une noisette et rempli d'une matière jaune grisâtre, dans laquelle le microscope démontre des gouttes caractéristiques de matière grasse cérébrale, des débris de tubes nerveux, des amas jaunâtres granuleux d'hématosine et de nombreuses granulations moléculaires.

La masse encéphalique n'est pas plus congestionnée que normalement, elle a sa consistance habituelle, sauf à la périphérie où nous l'avons vue notablement ramollie.

L'état de la troisième circonvolution frontale gauche n'a malheureusement pas été noté.

En résumé, l'observation précédente nous montre un homme qui sous l'influence présumée de la syphilis, présenta successivement de vives douleurs névralgiques en différents points du corps, des accidents convulsifs passagers dans le membre supérieur droit, des accidents de paralysie à marche également intermittente dans le côté gauche du corps ou dans un des membres de ce côté, une aphémie de très-courte durée et caractérisée par l'impossibilité de coordonner des syllabes en mots, enfin des hallucinations et, en dernier lieu, une hémiplégie droite avec perte de connaissance

L'autopsie est venue expliquer en partie ces différents symptômes et donner raison de leur marche insolite ; elle a démontré en effet :

1º Une lésion siégeant à droite au niveau de l'insula de Reil;

. 2º Une altération superficielle de la partie libre du rebord inférieur de la troisième circonvolution frontale du côté droit;

3º Une lésion siégeant dans le pédoncule cérébral du côté gauche.

Examinons les rapports qui peuvent exister entre les symptômes que nous venons d'énumérer, et les désordres anatomiques précédents.

1º Les accidents de paralysie qui se sont manifestés à plusieurs reprises dans le côté gauche du corps nous paraissent devoir être attribués aux lésions diverses que l'autopsie a constatées dans l'hémisphère droit, la situation superficielle et l'état d'intégrité plus ou moins parfait des parties sous-jacentes de l'encéphale sont tout à fait en accord avec le peu de durée des paralysies gauches, et avec le rétablissement quelquefois complet du mouvement et de la sensibilité dans les membres paralysés ;

2º Le tremblement passager que Céril a éprouvé à diverses reprises dans le membre supérieur droit, la paralysie de courte durée dont le membre inférieur du même côté a été atteint, l'hémiplégie droite qui a entraîné la mort du malade, trouvent leur explication dans la présence de la lésion du pédoncule cérébral du côté gauche. Il nous paraîtrait cependant inexact d'attribuer exclusivement à cette lésion les différents symptômes que nous venons de mentionner ; leur intermittence et surtout leur peu de durée sont en désaccord avec l'âge avancé du foyer de ramollissement, ainsi qu'il ressort de l'examen anatomique de ce foyer morbide ; nous pensons que cette partie altérée du cerveau a été le point de départ de divers mouvements fluxionnaires de courte durée, et nous croyons que ces fluxions ont été la cause prochaine des accidents qui ont terminé le drame.

3º Quant à l'aphémie, peut-on l'attribuer à l'altération superficielle de la partie libre du rebord inférieur de la troisième circonvolution frontale du coté *droit?* Nous ne le pensons pas : S'il en était ainsi en effet, l'aphémie aurait dû être non pas postérieure aux accidents paralytiques du côté gauche, mais leur contemporaine, puisque l'examen a permis de constater que la lésion de la troisième circonvolution frontale droite était du même âge que la lésion de l'insula de Reil ; du reste l'observation rapportée par M. le docteur Parrot prouve que la troisième circonvolution frontale *droite* peut être altérée sans danger pour la faculté du langage articulé, c'est encore là une raison qui nous fait rejeter la supposition précédente.

Peut-on accuser la troisième circonvolution frontale *gauche* de l'aphémie qu'a présentée notre malade? Cette opinion nous semble réunir le plus de preuves en sa faveur.

Mais, dira-t-on, on ne trouve dans l'observation précédente aucun détail sur cette circonvolution, preuve évidente qu'elle était intacte ou très-faiblement altérée. Cette remarque nous paraît juste et ce défaut d'altération nous semble parfaitement en accord avec la nature des symptômes que le malade a présentés ; la perte de la faculté du langage articulé n'ayant été que passagère chez Céril, on pouvait prévoir que l'organe de cette faculté ne devait être que légèrement et passagèrement altéré ; une lésion grave et persistante de la troisième circonvolution frontale gauche eût été peu en harmonie avec la marche de l'aphémie de notre malade et à coup sûr d'une explication très-embarrassante.

L'absence d'une altération profonde de l'organe de la parole chez notre aphémique n'a donc pas lieu de nous étonner; est-elle en effet une raison suffisante pour soutenir que cette partie du cerveau à un moment donné et momentanément n'ait pu éprouver un certain trouble dans ses fonctions ? Ne voit-on pas très-souvent des accidents cérébraux même mortels survenir sans altération de l'encéphale, ou sous l'influence d'une lésion encéphalique limitée mais siégeant partout ailleurs que dans le point du cerveau qu'aurait pu faire supposer la forme des troubles fonctionnels ?

Ces faits nous semblent pouvoir s'expliquer facilement par l'intervention de congestions ou d'anémies encéphaliques générales ou localisées survenant soit spontanément, soit sous l'influence d'une lésion extra-cérébrale ou située dans un point quelconque de l'encéphale ; il ne nous répugne donc pas pas d'admettre que dans le fait que nous avons rapporté, le foyer de ramollissement du pédoncule cérébral gauche ait déterminé d'une manière réflexe une congestion ou une anémie de l'hémisphère du même côté et particulièrement de la troisième circonvolution frontale gauche, d'où seraient résultés les accidents convulsifs ou paralytiques du côté droit du corps et l'aphémie.

Notre dernière observation n'est peut-être pas de nature à entraîner toutes les convictions, mais on conviendra, nous l'espérons, qu'elle n'est pas contraire à la doctrine soutenue par M. Bouillaud et M. Auburtin.

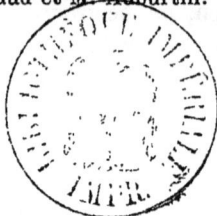

www.ingramcontent.com/pod-product-compliance
Lightning Source LLC
Chambersburg PA
CBHW060452210326
41520CB00015B/3923